Prof. Dr. med. L.C. Olivier

Die solare Biofrequenz-therapie

Ein neues Konzept zur Revitalisierung und zur Schmerzbehandlung von Mensch und Tier

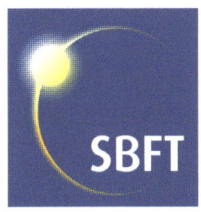

Vorwort

Die Menschen in den entwickelten Ländern werden immer älter und gleichzeitig wird die Zahl der Krankheiten, die behandelt werden müssen, auch weiter zunehmen. Das heißt, wir brauchen mehr Behandlung und dies im Spannungsfeld einer Medizin, die immer weniger Zeit hat für den einzelnen Patienten und zunehmend reduziert wird auf den anscheinend überwältigenden Anspruch von Kosteneffizienz, der sich selbst ad absurdum führen wird. Denn der Mensch und seine Behandlung ist keine Ware!

Wenn gleich die wissenschaftliche Entwicklung in der Medizin immer weitergehen wird und immer individuellere Angebote und Möglichkeiten für die Behandlung auch schwerer Erkrankungen zur Verfügung stehen werden, sind wir alle auf eigentätige unterstützende Maßnahmen zur Verhinderung und auch zur Behandlung chronischer Erkrankungen angewiesen. Dabei hat kein Verfahren in der sogenannten Alternativmedizin oder auch Komplementärmedizin zwangsläufig das Recht von sich zu behaupten, alleine vorbeugend oder behandelnd auf eine bestimmte Erkrankung einwirken zu können.

Trotzdem ist die Schulmedizin (besser: die wissenschaftlich begründete Medizin) gerade im Bereich der Durchblutung unserer Organe und unseres Bewegungsapparates schnell an ihren aktuellen Grenzen. Gefässe, die zu klein sind, um ausgetauscht zu werden sind selbst medikamentös schwer zugänglich.

Was gilt es zu tun gerade wenn Vorbeugung wie der Verzicht auf Rauchen, fetthaltige Nahrung und andere zivilisatorische Risiken - in den Lebensjahren zuvor dem Betroffenen nicht so wichtig erschienen?

Eine allgemeine Erkenntnis, die nicht unbedingt medizinisch bewertet werden muss, ist, dass das subjektive Wohlbefinden sich alleine durch die wiederholte geistige und körperliche Konzentration auf das eigene Wohl einzustellen vermag. So darf man verschiedenen alternativen Behandlungsmethoden neben den Empfehlungen der Schulmedizin durchaus wohlwollend unterstellen, dass sie einen eigenmeditativen Charakter haben, der dazu führt, dass die Betroffenen sich - nach langen Jahren der eigenen Missachtung - eben mit sich und ihrem Organismus beschäftigen und sie hierdurch auch eine subjektive, eventuell auch objektivierbare Gesundheitsverbesserung erreichen. Interessant ist, dass bei einer Änderung des Lebensstiles der Organismus zu einer umfänglichen Selbstheilung in der Lage ist. Effekte, die sich nicht immer auf einfache Weise erklären lassen. Das Potential zur Selbstheilung muss offenbar aktiviert werden.

Es ist nicht die Aufgabe der folgenden Betrachtungen, die sich ausschliesslich an den medizinischen Laien richtet, alle bislang angebotenen alternativen Eigenbehandlungsverfahren kontrovers oder sogar wertend zu diskutieren. Fakt ist, dass der wissenschaftliche Beleg für eine biologische Wirksamkeit einer alternativen Therapie in aller Regel von den damit erfolgreichen Anwendern auf einem völlig anderen Niveau reklamiert wird. So werden die entsprechenden Verfahren, oftmals nie von den Kostenträgern anerkannt und die Aufwendungen hierfür bezahlt. Dies wäre alleine für sich gesehen noch kein hundertprozentiger Grund, ein, nach Erfahrung der Anwender, wirksames System abzulehnen. Es sollte jedoch im Tierversuch oder an Zellpräparaten gelungen sein Wirksamkeiten der jeweiligen Methode auf biologische Funktionen nachzuweisen. Wie Sie im Weiteren sehen werden, ist die SBFT - Solare Biofrequenztherapie und ihre biologische Wirkung auf die Wundheilung und die Immunologie wissenschaftlich als fundiert anzusehen auch wenn beide Effekte evtl. der Verbesserung der Durchblutung durch die SBFT an sich folgen dürften. Also mehr durch Durchblutung dann eben mehr immunkompetente Zellen auch solche für die Wundheilung. Wichtig ist, dass die SBFT dieses tut. Dabei ist allgemein nachvollziehbar, dass ohne das Sonnenlicht bzw. seine für uns nützlichen Anteile menschliches und tierisches Leben auf dieser Erde gar nicht möglich wäre. Bei der Entwicklung der Therapie war zu beachten, dass Teile des Spektrums des Sonnenlichtes eben auch Wirkungen auf den menschlichen Organismus haben, die wir vermeiden wollen. Ein undifferenziertes Sonnenbaden ohne Schutz der Haut führt, wie heute jedermann weiß, zu einer Schädigung des Erbgutes und kann neben unbemerkten sofortigen Hautschäden wie Verbrennungen eben auch Hautkrebs auslösen. Dagegen führt der völlige Verzicht auf die komplexe Einwirkung des Sonnenlichtes auf uns zu einer Verschlechterung z.B. des Stoffwechsels und auch unserer Gemütslage mit Entwicklung von Depressionen. Die richtige Dosis zu finden in Bezug auf einen allgemeinen präventiven aber auch behandelnden Effekt ist die technologische Herausforderung an sich, die mit der Entwicklung der SBFT - solaren Biofrequenztherapie gelungen ist. Die häufige Anwendung bewusst am Tage oder während der Nacht im Schlaf ist für Ihre ganze Familie eine gesundheitliche Aktivität, auf die man nicht verzichten sollte. Die Wirkungsweise der SBFT - solaren Biofrequenztherapie ist nicht die einer wärmenden Lichtquelle, sondern sie dient als indirektes Stimulans physiologischer Reaktionen unseres Organismus über die von der SBFT-Welle getroffenen Haut. Es geht also nicht um eine - wie auch immer Energiezufuhr von aussen - wie das ungefiltertes Sonnenlicht oder auch eine einfache Rotlichtlampe tut, sondern darum, die bei weitem stärkeren Eigenheilungskräfte durch niederschwelliges Reizen der Haut und ihrer Sensoren zu aktivieren. Die SBFT-solare Biofrequenztherapie veranlasst unser Gehirn die Durchblutung des Organismus insgesamt zu erhöhen. Das Gehirn stellt so den Körper um auf Heilung. Typische Regelmechanismen, die normalerweise zur Reparatur von Verletzungen in Gang gesetzt werden, werden durch das Gehirn unter dem Einfluss der SBFT aktiviert. Alle Organsysteme und unser Bewegungsapparat sind die Ziele der SBFT. Dabei ist das örtliche und zeitliche Anwendungsspektrum groß. Auch am Arbeitsplatz, in Hotels und in gerade Bereitschaftszimmern von Nacht- und Rufdienst-Habenden ist die Anwendung der solaren Biofrequenz eine natürliche Stimulation des Körper und das mit einem bereits heute schon bemerkenswert konstanten wissenschaftlichen Hintergrund. Besonderen Bedarf für eine natürliche regelmässige Anwendung der SBFT-solare Biofrequenztherapie gibt es zudem bei unseren Haus- und Nutztieren, da tiermedizinische Erkenntnisse vorliegen, die klar darlegen, dass die SBFT-solare Biofrequenztherapie dem Tierwohl deutlichen Nutzen bringt. Ein Nebeneffekt der SBFT ist, dass sie wie alle Lichtwellen auch Energie in den Organismus überträgt. Die dabei empfundene Wäre ist jedoch nicht alleine die Wärme des auf einen menschlichen oder tierischen Körper treffenden Lichtes, sondern auch bereits Zeichen der Reaktion des Organismus auf die Stimulation des darauf reagierenden Gehirnes.

Prof. Dr. med. L.C.Olivier
Cloppenburg 2015

Grundlagen der SBFT - solare Biofrequenztherapie

Auch das Leben auf der Erde folgt dem physikalischen Prinzip von der stetigen Erhaltung und Umwandlung der Materie in Energie und umgekehrt. Damit basiert unser Leben auf den Phänomen der sogenannten Energie-Äquivalenz ($e=mc^2$).

Die Sonne ist die Hauptquelle der Energie auf der Erde. Die Umwandlung von Energie in Materie erfolgt mit eben energie-abhängiger Bildung von lebenswichtigen Stoffen wie Kohlenstoff, Sauerstoff, Wasserstoff, Stickstoff, Schwefel, Phosphat, Calcium, Natrium, Kalium und Eisen.

Bei dieser Energietransformation spielt ein quantisierter Partikel, genannt Photon, eine wichtige Rolle. Das Photon ist das Elementarteilchen (Quant) des elektromagnetischen Feldes. Die Existenz dieses Photons und anderer Teilchen wurde und wird zunächst nur postuliert (lat: postulare = fordern). Ihre Existenz war theoretisch eindeutig, faktisch aber - wenn überhaupt - nur in riesigen sogenannten Teilchenbeschleunigern wie dem CERN (Conseil Européen pour la Recherche Nucléaire - www.cern.ch) nachzuweisen. (Der aktuelle Stand der in Diskussion befindlichen sogenannten Elementarteilchen wurde durch Olive et al 2014 veröffentlicht.)

Das Photon überträgt relativ große Energie auf die nicht lebende Materie und umgekehrt. Die Übertragung der Energie auf lebende Strukturen erfolgt über ein ebenfalls quantisiertes Teilchen das Lifton, das als Biokatalysator wirkt - also biologische Prozesse beschleunigt ohne sich dabei selbst zu verändern. Die Energie des Photon unterscheidet sich von der des Liftons, das als Träger einer Biostrahlung postuliert wird und dessen Frequenz in Resonanz steht zu unserem Organismus und u.a. auch der in uns enthaltenen Mineralien. Ein Postulat, das unsere Existenz als molekularen Organismus, getragen von dieser solaren Biofrequenz erklärt und biologische Wirkungen nahelegt, die wir uns zugänglich machen sollten. Auch wenn die tatsächlichen Interaktionen des Photons und auch des Liftons mit Materie und unserem Organismus noch nicht abschließend erklärt werden können, ist es im Rahmen der Erklärungsmodelle der Interaktion von Materie und Energie aus medizinischer Sicht nicht mehr oder weniger fassbar, dass ein „fester" Bestandteil des Lichtes, nämlich das Lifton, Einfluss hat auf unsere grundlegenden biologischen Funktionen. Dabei sind unsere Krankheiten und Gebrechen ein klares Ziel der postulierten und empirisch aber belegten Wirkung der SBFT- solare Biofrequenztherapie.

Jedermann kennt die Wirkung des direkten Sonnenlichtes auf unsere Haut. Man sollte sich ja dieser direkten Strahlung nicht zu lange aussetzen, da das Sonnenlicht schädliche Frequenzen enthält, die für Hautkrebs z.b. verantwortlich gemacht werden. Dass mit der Strahlung an sich ein Gefühl des Wohlseins verbunden ist, erklärt sich mit der großflächigen Aktivierung unserer Hautoberfläche, die als größtes Organ unseres Körpers diese Stimulation auf den Gesamtorganismus überträgt. Dabei entspricht die SBFT - solare Biofrequenz exakt der Frequenz der körpereigenen Wärmestrahlung, die von unserem Organismus ausgeht. Es wird angenommen, dass hierdurch auf zellulärer und molekularer Ebene, der Stoffwechsel zwar angeregt wird aber dies ist noch nicht alles. Sicher ist, dass z.b. Massagen, Querfriktionen, Akupunkturen, Kalt-Warmwechselbäder und ähnliches unsere Körperoberfläche nutzen, um fortgeleitete Tiefenwirkungen in unserem Körper zu erreichen. Bei der Vermittlung dieser Signale spielen die sogenannten Nozisensoren der Haut eine entscheidende Rolle. Die Stimulation dieser auch als freie Nervenendigungen mikroskopisch erkannten Strukturen löst komplexe biologische Reaktionen des Körpers aus. Eigentlich sind diese Nozisensoren (lat.nocere = schaden) dazu da, eine akute Gewebe schädigung unserem Gehirn zu melden. Das Gehirn wird so informiert und will nun reparieren. Liegt eine sehr starke Reizung vieler Nozisensoren in der Haut vor, kommt es zu heftigen Gegenreaktionen des Organismus. Organe und Gewebe werden über das Gehirn zu maximaler, biologischer Antwort veranlasst. Diese Aktivierung soll an der genauen Stelle der mechanischen, chemischen oder thermischen Schädigung durch eine Steigerung der Durchblutung, durch intensivierte Immunabwehr und durch vermehrten Stoffwechsel rasch helfen den Organismus exakt wo er gerade verletzt wurde zu heilen. Dem Organismus gelingt es so kleinere Schäden einzudämmen. Das ist ein sinnvoller Mechanismus unabhängig von der lokalen auch hormonellen Wirkung eines Schadens auf benachbarte Zellen, die ebenfalls zur Heilung eingesetzt werden. Größere Schäden können eine Überaktivierung dieses an sich sinnvollen Mechanismus bewirken und den Körper über die Stimulation auch des Gehirnes dann durch eine Art Ganzkörperentzündung, die auch die Organe erfasst, selbst gefährden.

Gelingt es dagegen die hohe Reizschwelle dieser Nozisensoren durch wiederholte Lichtreize – durch die SBFT-Frequenz - nur knapp zu erreichen, sind die Reaktionen des Organismus dosiert und auch bei großflächiger Stimulation der Haut - durch die SBFT - solare Biofrequenztherapie eben kontrolliert. Entscheidend ist, dass die SBFT die Nozisensoren in der Hautoberfläche nur knapp erreicht und selber keinen Schaden bewirken kann, was durch die ausgewählte Längenwelle zuverlässig gelingt. Diese Nozisensoren sind die zahlreichsten Sensoren der Haut. Zahlreicher z.B. als die Sensoren für Wärme, Kälte oder Druck zusammen.

Für das biologische Verständnis dieser komplexen Zusammenhänge ist es für den Laien erforderlich, sich mit den Grundlagen unserer Gewebedurchblutung grundlegend zu beschäftigen. Dessen uns unbewussten Regelmechanismen unterliegen dem Einfluss unseres Gehirnes, das ja durch die SBFT systematisch und in sicheren kleinen Schritten aktiviert wird. Die Steuerung der Gewebsdurchblutung erfolgt hormonell aber eben auch nerval, so dass z.B. das Erschrecken zu einer verminderten Gefäßdurchblutung führt, die sich durch ein Zusammenziehen der Muskulatur in unseren feinen Gefäßen erklärt.

Die Durchblutung ist unser Schicksal

Der Satz des Begründers der Zellularpathologie Rudolf Virchow (1821 - 1902) „Der Mensch ist so alt wie seine Gefäße" wirkt bis heute nach. Jedem Anfänger im Bereich der Medizin wird schnell klar, dass Prof. Virchow Recht hatte, als er diesen heute simpel erscheinenden Zusammenhang erstmals aussprach.
Mehr als hundert Jahre später hat die Medizin in Sachen Gefäßtherapie eine Menge erreicht. Dank modernster Narkoseverfahren können heute selbst schwer kranke Patienten u.a. komplexe Gefäßrekonstruktionen des Herzens und der Extremitäten erhalten. Es werden neben körpereigenem Ersatzgewebe, tierische und zunehmend auch aus Kunststoffen gefertigte Gefäße oder Gefäßstützen eingesetzt. Dabei werden sogenannte minimalinvasive Verfahren genutzt, so dass über kleine Schnitte z.b. in den Leisten die Bauchschlagader oder auch die Hauptschlagader des Herzens mit und ohne gleichzeitigen Herzklappenersatz (Aortenklappe) überbrückt werden kann; wenn diese verstopft ist oder zu reißen droht. Es geht dabei um die operative Behandlung von Arterien. Das sind ja die Adern, die das Blut vom Herzen in die Peripherie des Gewebes fließen lassen.
Wenngleich man auch in der Mikrochirurgie Gefäße von einem Millimeter Durchmesser noch zu nähen versucht, gibt es einfach Grenzen in der operativen Medizin der Arterien. Auch unter dem Mikroskop kann das Wiederherstellen der Durchblutung technisch misslingen. Tatsächlich sind nicht die großen Gefäße mit einer eben gerade noch nahtfähigen Größe das alleinige Problem. Verfolgt man den Verlauf des sauerstofftragenden, arteriellen Blutes in die Peripherie der Gewebe und Organe, so ist die Frage von ebenso entscheidender Bedeutung, ob der Sauerstoff, nachdem er mithilfe unserer roten Blutkörperchen die feinsten Arterien erreicht hat, auch wirklich bis zu den Zellen vordringt, die diesen für ihren Stoffwechsel brauchen. Allgemein spricht man jetzt von sogenannten Arteriolen und dann eben auch von Kapillar- oder auch Haargefäßen, durch die selbst die roten Blutkörperchen

mit einer durchschnittlichen Dicke von 7,5 µm (Millionstel Meter) nicht mehr hindurchpassen. Während man die Arteriolen und auf venöser Seite die Venolen zum Beispiel von außen am weißen Anteil unseres Auges als feines Gefäß noch erkennen kann, sind die Haargefäße nicht mehr ohne Vergrößerungstechnik zur Darstellung zu bringen. Sie bilden zwischen den Arteriolen und Venolen ein fein verzweigtes Netz.

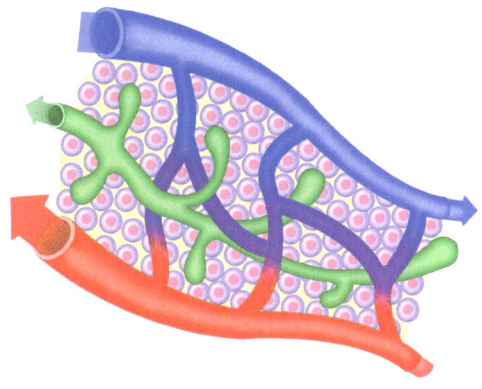

Abb. 1:
Unser Kapillar- oder auch Haargefäßsystem genannt durchzieht unsere Gewebe und bildet ein Netzwerk, das zwischen die Zellen reicht (rot = Arterie, blau = Vene, grün = Lymphwege).

Die Wände dieser Haargefäße bestehen aus sogenannten Endothelzellen, die auch die Innenseite unserer größeren Gefäße dünnschichtig bedecken. Diese sind anteilig durchlässig für verschiedene Substanzen. Sie bilden lange, geschlossene Kapillarwände oder auch Gänge mit kleinen Lücken sowie kleinste Höhlungen im Gewebe. Die verschiedenen Formen dienen der jeweils erforderlichen Durchlässigkeit von kleinen Molekülen, Hormonen bis hin zum Durchlass von Blutzellen. Während hier also – wenn man so will - das Endstromgebiet der Arteriolen in das Anfangsgebiet der Venolen und dann der Venen übergeht, fragt man sich wie die große Menge von sperrigen Eiweißmolekülen, Bakterien, Zellbruchstücken usw. ihren Weg aus dem Gewebe hinaus finden. Zellen sterben nun einmal auch ab, werden von außen gequetscht oder wollen als rettende weiße Blutkörperchen den Organismus schützen und ihren Standort ändern. Zu diesem Zweck verfügt unser Organismus über ein Lymphgefäßsystem, dessen innere Wände aus sich überlappenden Gefäßinnenhautzellen (Endothelzellen) im Kapillarbereich bestehen und durch große Lücken untereinander weit mehr an Substanzen aufnehmen können als die feinen Kapillaren. Das Lymphwegesystem ist mit bis zu 50 μm so groß, dass es große Eiweißmoleküle und Zellen ohne Weiteres aufnehmen kann.

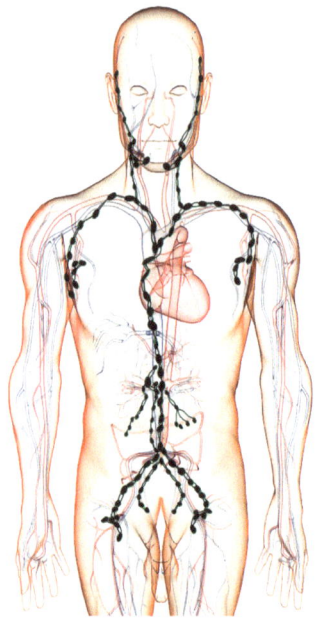

Abb. 2:
Auch das Lymphwegesystem des Menschen durchzieht, von Lymphknoten unterbrochen, unseren gesamten Organismus und transportiert die sog. Lymphe zum Herzen. Auch die Lymphwege enthalten Muskelzellen.

Jedermann weiß um die Bedeutung des „roten Streifens" ausgehend von einer Entzündung, die sich infolge des Durchtritts von Bakterien in die weiten Lymphwege rasch vom Ursprungsherd weiter entwickeln kann und für den Arzt Anlass sein kann, zügig Antibiotika einzusetzen. Der Übertritt der Bakterien über die immer größer werdenden Lymphwege in die venöse Blutbahn könnte sonst zur Blutvergiftung (Sepsis) des Gesamtorganismus führen.

Allein dies zeigt wie wichtig es ist, nicht nur die großen Gefäße zu beachten, sondern eben auch unsere feinen Kapillaren zwischen den Zellenverbänden am Übergang zum arteriellen, venösen und lymphatischen Gefäßsystem. Hier findet der Ab- und Antransport von Stoffwechselprodukten und Nährstoffen für unsere Organe statt, ohne die ein Überleben der Gewebe nicht möglich ist. Betrachtet man den sogenannten diabetischen Fuß, bei dem ja die feinen Arteriolen und auch Kapillaren durch die „Entzündungswirkung" des überhöhten Blutzuckers geschädigt werden, so versteht man jetzt, dass hier trotz allen medizinischen Fortschritts eine Grenze des Machbaren im µm-Bereich der Gewebe erreicht ist. Hier kann niemand operativ die Kapillaren öffnen, auch medikamentös ist hier eine Einwirkung nicht sicher machbar. So kann es geschehen, dass ein Diabetiker bei noch gut tastbaren Fußpulsen an den Fußsohlen tiefe Gewebslöcher entwickelt, die sich nicht mehr schließen lassen und dass seine Bänder zwischen den verschiedenen Fußknochen erweichen und sich die Knochen voneinander lösen. Was auch diesen Patienten dringend fehlt ist eine intakte Haargefäßdurchblutung, ohne die das Gewebe geschwächt ist und absterben kann. Ein Phänomen, das wir in veränderter Form an defacto allen Körperregionen und Organen finden. In der Summe bedeutet dies eine größere Aufmerksamkeit gegenüber unseren Kapillaren und unseren feinsten Gefäßen, seien sie arteriellen, venösen oder lymphatischen Ursprunges. Gerade Letztere führen, wenn sie angeboren oder erworben geschädigt sind, zu Stauungen, die auch die arterielle und venöse Seite der Kapillardurchblutung schädigen können. Es ist also erforderlich ein Konzept vorzustellen, welches sich unterhalb des konventionellen medizinisch-therapeutischen Anspruches tatsächlich Erkrankter, sich also im Rahmen der allgemeinen Regeneration unserem dreifach angelegten Kapillarsystem gezielt und kontinuierlich annimmt.

Viele Störungen basieren auf den Bedingungen der Anatomie dieses wichtigen Ver- und Entsorgungssystems unseres Organismus. Dabei ist es kein Geheimnis, dass neben unseren selbst verschuldeten Belastungen unserer Gefäße auch die Genetik eine wichtige Rolle spielt.

Anatomische Grundlagen unseres Haargefäße-systemes (Kapillargefäße-systemes)

Die Arteriole

Arteriolen sind sehr kleine Arterien, die vor den arteriellen Kapillaren liegen und das sauerstoffhaltige Blut von den großen Arterien bis in die Peripherie der Gewebe führen. Arteriolen gehören zu den feinsten, noch gerade mit geringer Vergrösserung erkennbaren, Blutgefäße. Ein Beispiel dafür ist der Augenhintergrund, der von feinen Arterien durchzogen ist. Für den Arzt ist dieser Bereich noch relativ einfach erkennbar und einzusehen. Das Kapillarsystem von Organen dagegen eben so einfach nicht.

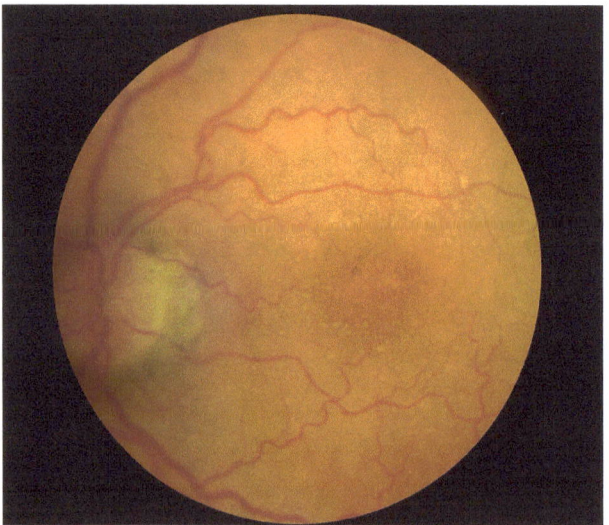

Abb. 3:
Der Augenhintergrund (vergrössert) zeigt feinste Arterien, die die Netzhaut mit Blut versorgen.

Der Aufbau der Wandschichten von Arteriolen in allen Organen gleicht dem von großen Arterien. Man unterscheidet eine innere Haut, dann eine muskelführende Schicht gefolgt außen von einer Deckschicht. Die Muskulatur in der Mittelschicht kann - zieht sie sich zusammen - eine Arteriole vollständig verschließen, wenn sie z.b. verletzt ist und eine Blutung stoppen. Gleichzeitig kann über diese Muskulatur die Menge an durchströmendem Blut gesteuert werden. Diese Arteriolen können den Flusswiderstand so erhöhen, dass der Blutdruck deutlich steigt. Arteriolen haben einen Innendurchmesser von etwa 20 µm.

Die Venole

Eine Venole ist eine extrem kleine Vene. Venen führen das Blut aus dem Gewebe wieder zurück zum rechten Herzen, das von da aus das Blut in die Lunge pumpt. Auch Venolen sind ebenfalls noch mit bloßem Auge erkennbar. Venolen entwickeln sich aus dem venösen Abschnitt von Kapillaren. Durch deren Zusammenfluss entstehen Venen. Ihr Aufbau gleicht im Prinzip dem von Venen, sie besitzen nicht durchgängig eine deutliche Schicht aus Muskulatur und sie haben anders als große Venen keine Venenklappen.

Die Lymphe

Das Wort „Lymphe" stammt aus dem Lateinischen. Lympha bedeutet „klares Wasser". Tatsächlich ist unsere Lymphflüssigkeit eher gelblich. Sie ist eine Mischung aus interzellulärer (zwischen den Zellen gelegen) Gewebeflüssigkeit und unserem Blutplasma. Aufgrund der relativ größeren Weite der Lymphkapillaren können hier größere Proteine, Bakterien und anfallende Stoffwechselprodukte der Gewebe leichter aufgenommen werden. Das Lymphwegesystem ist damit das wichtigste Transportsystem in unserem Organismus. Die Lymphe selbst wird auch aufgrund ihrer physikalischen Dichte mit ca. 1,4 g/cm³ als Lymphplasma bezeichnet. Sie enthält neben zahlreichen Enzymen auch Gerinnungssubstanzen und kann bei Kontakt mit einem Fremdkörper, wie z.B. Blut, gerinnen. Täglich produziert unser Organismus 2 bis 3 Liter Lymphe mit der das Gewebe regelrecht durchtränkt wird. Dadurch, dass die Lymphwege aus den verschiedenen Gewebsbereichen zu Lymphknoten führen, wird hier die Lymphe sozusagen gefiltert. Spezielle weiße Blutkörperchen, die Lymphozyten, übernehmen den Abbau von Bakterien und anderen Krankheitserregern. Je nach den Ernährungsgewohnheiten des Einzelnen kann die Lymphe auch fettreich sein und milchig weiß erscheinen, was zu dem Namen „Chylus" (griechisch: Saft) geführt hat. Dieser Chylus wird über die größeren Lymphwege transportiert und mündet an verschiedenen Stellen in den venösen Blutkreislauf.

Ein großer Teil der im Darm aufgenommenen Fette gelangt in den Blutkreislauf und kann so von der Leber weiter verarbeitet werden. Zusätzlich kommt dem Lymphwegesystem die Aufgabe zu, weiße Blutkörperchen auf ihre speziellen Aufgaben vorzubereiten, so dass deren Immunantwort im gesamten Organismus zur Verfügung steht. Wir finden vergleichsweise einfach die Lymphwege und Lymphknoten in den Achselhöhlen und in den Leisten, an der Wirbelsäule aber auch am Hals bis hinter den Ohren.

Die Lymphwege führen über zahlreiche Lymphknoten, die Teil unseres Immunsystemes sind.

Ist der Abfluss der Lymphe gestört, kommt es zu Stauungen im Gewebe, die als Lymphödem bezeichnet werden. Der zwischen den Zellen gelegene Raum kann nicht mehr drainiert werden. Verstopfungen der Lymphwege treten durch Entzündungen und Vernarbungen auf. Tumoroperationen, bei denen die regionalen Lymphknoten z.B. in der Achselhöhle mitentfernt werden, führen ebenso zum Stau wie bestimmte exotische Parasiten, die z.B ein extremes Anschwellen der Beine bewirken können. Diese Erkrankung erinnert an das Bein eines Elefanten und wird von Fachleuten daher „Elephantiasis" genannt. Krankhafte Ödeme können auch ohne jede äußere Ursache auftreten. Findet man keine Ursache so spricht man vom Lipödem, wenngleich man eine Vergesellschaftung mit Übergewicht häufig feststellt.

Das Zusammenspiel unserer „drei" Gefäße

Flüssigkeiten an- abzutransportieren gelingt in unserem Gewebe durch das Ineinandergreifen der Funktion der verschiedenen Gefäßarten mit und gegen die Schwerkraft. Unterstützung erfährt das System durch die Kontraktion der eigenen Gefäßmuskulatur und der Muskeln des Bewegungsapparates.

Tatsächlich verfügt auch unser Lymphwegesystem, ähnlich wie die größeren Venen, über Klappen, die die Lymphe in Richtung Herz lenken. Dazu besitzen die Lymphwege die Eigenschaft sich zusammenzuziehen. Ein Wissen auf das Zawieja 2009 in einer ausführlichen Studie hinwies. Dabei spielen die Lymphwege in der Skelettmuskulatur eine entscheidende Rolle. Will man das Lymphsystem des Menschen verstehen, so muss man sich mit seinem grundsätzlichen Aufbau, der zur Optimierung des Lymphflusses führt, beschäftigen, um zu verstehen wie der Lymphfluss auf die verschiedenen mechanischen Kräfte reagiert, die auf ihn einwirken.

Unser Lymphwegesystem entspricht einem Gefäßbaum mit blind endenden Gefäßen, vorgelagerten Sammelstellen und ebenso fungierenden Sammelgefäßen als separater Struktur, die den Lymphknoten vor- bzw. nachgeschaltet sind. Diese Sammelgefäße münden in größere Lymphgänge im Bereich des Brustkorbes. Auch sind diese Lymphgänge an den unteren Extremitäten und entlang der Wirbelsäule lokalisiert. Die Entwicklung der Lymphe als zwischen den Zellen gelegene Flüssigkeit hängt maßgeblich vom sogenannten onkotischen Druck ab. Unter onkotischem Druck versteht man den Druck, der durch die höhere Konzentration von Eiweißen in den Lymphwegen- durch Zell- und Gefäßwände hindurch - Wasser wandern lasst als stünde es unter Druck. So gelingt es die höhere Konzentration von Eiweißen so zu verdünnen, dass Druckgleichheit besteht zwischen dem Gewebe und den eiweissgefüllten Lymphwegen.

D.h. passiv soll die hohe Eiweißkonzentration durch reines Gewebswasser verdünnt werden. So verschwindet das Wasser aus den Geweben. Dabei enthalten die Lymphwege eben ein Klappensystem, dass nur in eine Richtung funktioniert, nämlich mit Fluss der Lymphe in Richtung Herz. Man bezeichnet ein Segment mit einer solchen Lymphklappe auch als Lymphangion, das einen eigenen Pumpmechanismus enthält. Dieser ist in der Lage die Flüssigkeit gegen die Schwerkraft nach oben zu transportieren, sowohl über die Lymphknoten, als auch über die größeren lymphatischen Gänge gelangt die Flüssigkeit dann in den Hauptblutkreislauf.

Die Lymphwege haben dabei untereinander zahlreiche Verbindungen. Dabei weiß man heute, dass die Zellen, die die Lymphwege auskleiden eine aktive Rolle beim Lymphfluss spielen. Mechanischer Stress aktiviert das Lymphangion in Verbindung mit bestimmten molekularen Prozessen und glatten Muskelzellen, die in den Lymphwegen ebenso wie sogenannte quergestreifte Muskelzellen enthalten sind. D.h. die Lymphwege enthalten Muskelzellen wie sie üblicherweise in Arterien und Venen vorkommen aber eben auch Muskelzellen der Skelettmuskeln, die dort ja für unsere Bewegungen und Kraft verantwortlich sind. Diese Muskelzellen ziehen sich bei gesunden Lymphwegen mehrfach in der Minute zusammen. Das lymphatische System übernimmt damit eine wichtige, aktive Rolle in der Regulation der Körperflüssigkeit, beim Druckausgleich zwischen den Geweben und Gefäßen, der Fettaufnahme und auch dem Immunsystem.

Dabei verbraucht das lymphatische System körpereigene Energie, um durch die Pumpwirkung der Muskeln des Skelettsystemes die Lymphe zu bewegen. Unklar bleibt dieser Mechanismus für innere Organe oder gar den Knochen.

Mit regelmäßiger muskulärer Kompression und Wiederausdehnung der lymphatischen Wege, aber auch durch die eigenen Pumpmechanismen wird der Lymphfluss aufrecht erhalten. Dabei ist bekannt, dass das Pumpsystem des Lymphangion selbst nerval und auch hormonell gesteuert wird.

Aber auch physikalische Faktoren wie Druck und Zug aktivieren die intrinsische Lymphpumpe. Aus verschiedenen Studien ist bekannt, dass das menschliche lymphatische Gefäß eine lebendige Struktur mit eigenem Pumpmechanismus ist. Bereits diese Erkenntnis führt dazu, Erkrankungen wie beispielsweise das Lipödem bis hin zur Elephantiasis mit anderen, auch therapeutischen, Augen zu betrachten. Umso wichtiger wird es den Lymphfluß und das lymphatische Pumpgewebe mit einfachen Mitteln vital zu erhalten. Arterien und Arteriolen versorgen unsere Gewebe mit Nährstoffen und Sauerstoff. Venen und Lymphwege sind die Entsorger. Behalten wir aber eine Gemeinsamkeit im Sinn und zwar die beschriebenen Muskelanteile aller Haargefäße, die für ein Vorantreiben der jeweiligen Flüssigkeitssäule auch gegen die Schwerkraft sorgen. Nachvollziehbar ist, das die Vitalität des Systemes hiervon abhängt.

Krankheiten unserer Gefäßsysteme

Die Gefäßverkalkung, die sogenannte Arteriosklerose, als Folge des Rauchens, von Fettstoffwechselstörungen, Diabetes und auch angeborenen Faktoren steht im Mittelpunkt zahlreicher medizinischer Behandlungswege. Eine ähnlich intensive Behandlungsstrategie gibt es für das wichtige Haargefäßsystem nicht. D.h. Operationstaktiken und mehr oder weniger belastende medikamentöse Maßnahmen wie der Gefäßersatz und die Insulintherapie des Diabetes stehen zwar zur Verfügung, aber eine präventive und auch selbsttherapeutische Maßnahme, die auf die Haargefäße zielt, gibt es nicht. Erst recht wenn das Grundleiden schon besteht. Sinnvoll wäre eine einfache, von Jedermann durchführbare, Behandlungsmethode.

Die Beine im Alter

Nicht unbedingt krankhaft, aber durchaus häufig, ist das Gefühl der schweren Beine, das sich auch bei uns nicht nur durch entsprechend belastenden Tätigkeiten - wie das Stehen bei der Arbeit - zeigt. Im Alter nimmt die Schwellbereitschaft der Beine zu.

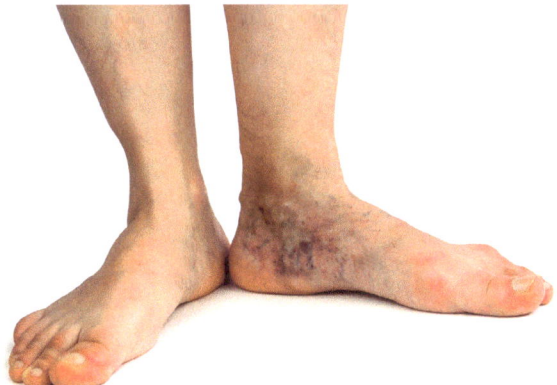

Abb. 4:
Erste Zeichen einer bereits auf einfache Weise selbst erkennbaren Alterung unseres Gefäßsystemes ist die Ausbildung bläulich gefärbter, erweiterter Hautvenen, die als Krampfadern allgemein bezeichnet werden. Die Störungen des Kapillarsystems von Organen sind weniger einfach festzustellen.

Die in den Lymphwegen stehende Flüssigkeit ist hierfür verantwortlich. Gelingt eine Tonisierung der Lymphwege ist der Weg frei für einen regulären Lymphabfluss auch entgegen der Erdschwere. Krankhaft wird das Problem bei deutlicher Hautvermehrung durch die Dehnung. Erstes Symptom kann eine meist bräunliche Verfärbung der Haut sein, die aus dem Farbstoff abgesackter roter Blutkörperchen stammt. Man spricht von einer sogenannten postthrombotischen Verfärbung, da diese auch nach venösen Gefäßverschlüssen beobachtet wird. Im krassen Gegensatz dazu steht die ausgeprägteste Form einer Gewebsschwellung, die Elephantiasis. D.h. es handelt sich um unförmige Weichteilvergrößerungen besonders der Beine. Milder aber dennoch quälend sieht man, besonders bei adipösen Frauen, das mitunter auch schmerzhafte Lipödem. Diese Gesundheitsstörung ist in ihren Ursachen nicht eindeutig geklärt. Es sind ähnlich erscheinende Erkrankungsbilder mit viel schwereren, ja tödlichen, Verläufen (Dermatomyositis) bekannt.

Störende Fettzellen, Verkalkungen und Vernarbungen nach Operationen werden für Lymph- und Lipödeme verantwortlich gemacht. Es muss uns klar sein, dass unser Organismus nur bei wenigen Erkrankungen unübersehbare Warnsignale schickt, die uns zur Änderung unserer gesundheitsgefährdenden Lebensgewohnheiten veranlasst. Phasen des Unwohlseins, der schweren Beine, der Kraftminderung und des sich älterfühlens sollten uns daher veranlassen, gerade etwas für unsere Gefäße zu tun. Dabei spielt unser auf drei Säulen stehendes Gefäßsystem eine entscheidende Rolle bei der Frage der Beingesundheit. Krampfadern und verschlossene große Arterien sind heute operativ technisch zugänglicher. Aber die Gewebsdurchblutung findet in deren Peripherie statt – in den Haargefäßen. Was liegt näher als auch apparativ alles für eine optimierte Funktion dieser schwer zugänglichen Haargefäße zu tun. Diese sind nun einmal das entscheidende Ende unseres Gefäßsystemes in allen Geweben, der Haut und allen Organen.

Resumé

Die Kleinheit unserer feinsten Gefäße macht sinnvolle Therapien bei Erkrankungen schwierig. Zellulär oder auch molekular wirksame Methoden sind erforderlich. Festzuhalten ist, dass unser Kapillarsystem sämtliche Organe und unser muskuloskelettales System durchzieht. Die nachfolgend beschriebenen Effekte der SBFT - solare Biofrequenztherapie werden, aus Sicht des Autoren, als im Wesentlichen bedingt durch vermehrte Durchblutung interpretiert. Dabei geht es eben nicht nur um das Kapillarsystem der Haut sondern aller inneren Organe und unseres muskuloskelettales Systemes. Die SBFT - solare Biofrequenztherapie hat einen direkten Einfluss auf das von der elektromagnetischen Welle erreichte Gewebe, dringt aber nur absolut oberflächlich ein. Die kontrollierte Stimulation der Selbstheilung, die in unserem Gehirn reguliert wird, ist das Ziel der SBFT - solaren Biofrequenztherapie.

Wirkungsweise der SBFT solaren Biofrequenztherapie

Die Verbindung zwischen der SBFT - solaren Biofrequenztherapie und dem menschlichen wie tierischen Organismus basiert auf der Feststellung, dass alle lebenden Organismen und Gegenstände auf der Erde prinzipiell eine Transformation solarer Energie sind. Bei dieser Transformation spielen Photonen und deren Interaktion auch mit dem menschlichen Körper die entscheidende Rolle. Dabei übernimmt etwas in unserem Organismus die Rolle eines biologischen Resonators. In der Theorie ist hierfür ein Quantenpartikel verantwortlich, LIFTON (aus engl. life und photon) genannt, das die sogenannte Biostrahlung repräsentiert, auf biologische Prozesse katalysierenden Einfluss hat und sich in seiner Energie von einem gewöhnlichen Photon unterscheidet (Srivastava 2014). Damit erklären sich phänomenologisch und empirisch festzustellende biologische Reaktionen auf solares Licht auch ausserhalb des für uns sichtbaren Spektrums. In der Physik wird Licht nicht mehr als klassische Welle, sondern als Quantenobjekt aufgefasst. Demnach setzt sich das Licht aus einzelnen diskreten Energiequanten zusammen. Ob das Lifton mehr ist als ein theoretisch-physikalisch beschriebener Energieüberträger oder sogar Teil der Antwort warum Organismen leben, führt hier zu weit. Die nachfolgende Zusammenstellung der bislang bekannt gewordenen Effekte der SBFT - solaren Biofrequenztherapie versteht sich als Übersicht und zeigt auf, dass die Methode das Stadium der Laboranwendung verlassen hat.

Das biologische Zusammenspiel zwischen dem solaren Licht und unserem Organismus ist eine Erfahrung, die jeder Mensch in seinem Leben immer wieder macht.

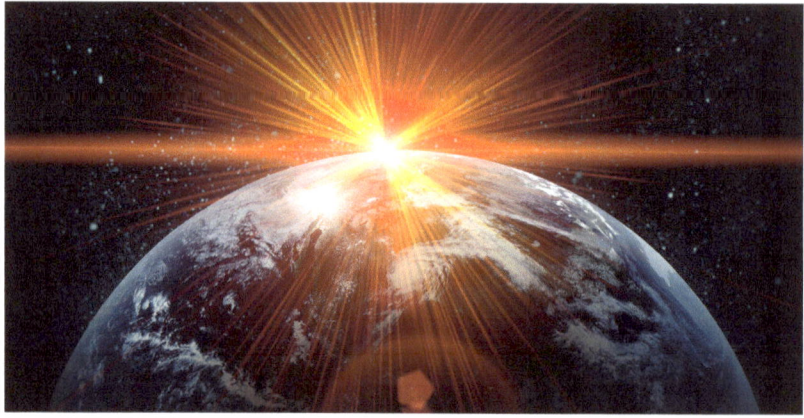

Abb. 5:
Das Licht der Sonne wird heute als aus verschiedenen Lichtquanten zusammengesetzt verstanden. Seine Wirkung auf den menschlichen Organismus ist unbestreitbar. Das LIFTON wird als Quantenpartikel des solaren Lichtes gesehen, das die Biostrahlung der SBFT - solaren Biofrequenztherapie repräsentiert.

Die Sonne selber sendet eine Strahlung aus, die bekanntermaßen, wenn sie ohne Schwächung durch unsere Atmosphäre die Erde treffen würde, das Leben auf der Erdoberfläche unmöglich machen würde, da u.a. das sogenannte UV-Licht hochenergetisch die Organismen schädigt. Dabei hat neben unserer Atmosphäre das Wetter und der Stand der Sonne selbst einen starken Einfluss auf die Menge der Sonnenstrahlung, die auf die Erdoberfläche und auch auf uns trifft. Es sei der Vollständigkeit halber angegeben, dass die solare Strahlung aus geladenen Teilchen – Quanten – besteht und dies als Folge der atomaren Reaktion auf der Sonne. Untersucht man nun die Sonnenstrahlung an sich, weiß auch heute der Laie, dass diese elektromagnetische Strahlung grob in den Bereich des ultravioletten, des sichtbaren und des infraroten Lichtes aufgeteilt werden kann. Dabei wird ein großer Anteil des infraroten Lichtes, das für uns an sich nicht sichtbar ist, von der Atmosphäre absorbiert. Es ist der langwellige Anteil des solaren Lichtes. Dabei wird das infrarote Licht nach verschiedenen Qualitäten unterschieden und zwar mit zunehmender Wellenlänge. Man bezeichnet diese Qualitäten auch als nahes, mittleres und fernes Infrarotlicht entsprechend der Abstände zum sichtbaren Licht. Der größte Teil des langwelligen fernen-Infrarot wird durch unsere Atmosphäre abgefangen. Nicht unerheblich ist in diesem Zusammenhang, dass unser Organismus zu einem wesentlichen Teil aus Wasser besteht, das sich, molekular gesehen, verhält wie extrem kleine Magnete mit einem Plus- und Minuspol. Legt man nun von außen eine elektromagnetische Infrarotstrahlung an, so kommt es zu einer allmählichen Ausrichtung der Wassermoleküle bei zusätzlicher, für die Infrarotstrahlung typischer, jedoch mäßig-gradiger Erwärmung nur des damit bestrahlten Organismus. Die hierdurch gesehenen biologischen Effekte scheinen zunächst ungezielt auf das Körpergewebe gerichtet zu sein. Dabei ist die Eindringtiefe der mittleren und fernen Infrarot-Strahlung, das heißt auch der SBFT-Welle, gerade noch geeignet die oberflächlichen Hautschichten zu durchdringen und zu einer allseitigen Stimulation der Wassermoleküle, aber auch von Eiweißen in unserer Haut zu führen. Sehr langwelliges Infrarotlicht (auch engl.: far-intrared genannt, weil es im Spektrum des Lichtes weit weg ist von den für uns sichtbaren Wellenlängen) durchdringt den Organismus nicht und führt eben zu einer Stimulation in den oberflächlichen Hautschichten. Hier befinden sich unsere Rezeptoren für Nervenimpulse, die zu einer Weiterleitung des eigentlich ganz oberflächlich gesetzten Reizes in die Tiefe des Organismus verantwortlich sind; die sogenannten Nozisensoren s.o. Die Wirkung der SBFT zielt damit auf die biologische Reparaturfunktion des Gehirnes direkt, die mit deren Reizung sofort einsetzt und zum Teil über hormonartige Substanzen, die sogenannten Zytokine erfolgt. Diese sind in der Lage Zellen und Gewebe zu aktivieren, zu schwellen und auch Gefäßneubildungen zu provozieren.

Dabei muss man grundsätzlich aber auch davon ausgehen, dass die SBFT - solare Biofrequenztherapie selbst Energie in den Organismus überträgt und seine Moleküle in Schwingung versetzt. Damit dürfte die direkte physikalische Wirkung der SBFT - solare Biofrequenztherapie also nur unmittelbar im Bereich der Körperoberfläche stattfinden, allerdings auch durch eine Wärmeableitung mit Temperaturerhöhung in die tieferen Körperregionen. Es wundert nicht, dass der menschliche Organismus de facto dafür geschaffen ist, Lichtenergie zu nutzen und in seinem Energiehaushalt und Stoffwechsel auch als Signalgeber einzusetzen. Dabei ist der Wechsel von Wärme und Kälte ein starker Stimulus für unsere Gefäßdurchblutung, auch mit dem Ergebnis einer Neubildung von Kapillaren, sodass sich das Phänomen einer schnelleren Wundheilung, das mit der SBFT - solaren Biofrequenz zu beobachten ist, auch auf diesem Wege gut erklärbar ist. Die Stimulation der Nozisensorik dürfte diesem Effekt jedoch deutlich überlegen sein.

In der wissenschaftlichen Publikation Stelian et al 1992 wurden für die Frequenzen der SBFT - solaren Biofrequenztherapie folgende Effekte beschrieben:

1. Verbesserte Durchblutung und Neubildung von feinen Gefäßen
2. Verbesserte Energiezufuhr zu den Geweben
3. Bildung von Endorphinen also körpereigenen Schmerzhemmern
4. Schnelle Bildung von Bindewebe
5. Anregung des Lymphsystemes mit Verringerung von Schwellungen

Gleichzeitig stellten die Autoren fest, dass es zu einer Verbesserung von Beschwerden bei Arthrosen durch die solare Therapie kam.

Alleine diese Effekte rechtfertigen den vorbeugenden Einsatz der SBFT - solare Biofrequenztherapie dann, wenn konservative Behandlungsmaßnahmen nicht genügen und nur aufwändige operative Techniken mit relativ hohem Risiko möglich wären. Hierzu gehören insbesondere Verschleißerkrankungen der Wirbelsäule. Das Problem des Knochens im Allgemeinen ist seine vergleichsweise schlechte Durchblutung. Dabei haben auch die Bandscheiben als Puffer zwischen den Wirbelkörpern ebenso eine geringe Durchblutung, sodass diese Strukturen eher zum Verschleiß neigen. Chronische Schmerzen und eingeschränkte Lebensqualität sind die Folge. Ein typisches Röntgenbild einer langjährigen Verschleißerkrankung, die man auf der Basis eben auch schlechter lokaler Durchblutung auffassen muss zeigt Abb.6. Knochen und Bandscheibenmaterial sind betroffen.

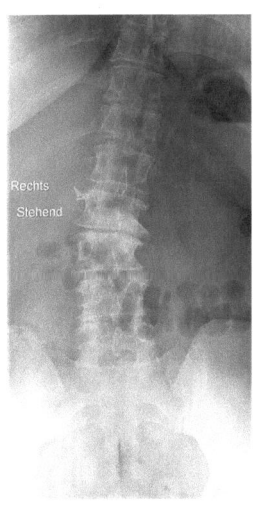
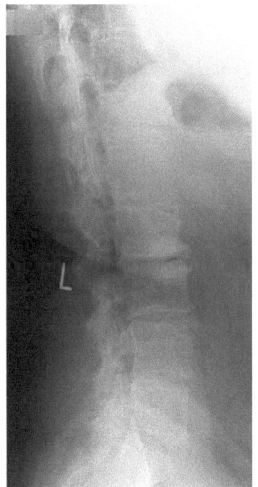

Abb. 6:
Typisches Röntgenbild einer optisch auffälligen Verschleißerkrankung der Lendenwirbelsäule einer heute 51-jährigen Frau. Zwischen dem dritten und vierten Lendenwirbelkörper ist es zu einem Verbrauch der zwischen den Wirbeln gelegenen Bandscheibe und einer Knickbildung gekommen. Dazu hat der Knochen sich verbreitet. Die Beschwerden bestanden mit regelrechtem Durchbrechgefühl kontinuierlich zunehmend seit mehr als zehn Jahren. Ausser langjähriger Einnahme von sog. Schmerzmitteln und Gymnastik war keine weitere Therapie erfolgt.

Nachvollziehbar ist, dass die einmal durch die SBFT - solare Biofrequenztherapie in Schwingung geratenen Moleküle unseres Organismus einerseits dann selbst Wärmeenergie abgeben, andererseits hierdurch eine Erhöhung des Zellstoffwechsels über das Gehirn stattfindet, eine Feststellung, die Inoué und Kabaya 1989 aufgrund der Befragung von 542 Anwendern feststellten. Erkenntnisse, die durch Kobu 1989 in einer grundlegenden Untersuchung zur Knochendurchblutung und Sauerstoffspannung tierexperimentell bestätigt wurden, als sich zeigte, dass die solare Biofrequenztherapie, einwirkend für fünf Minuten aus einem Abstand von 40 cm, den knöchernen Blutfluss um 80 Prozent und die knöcherne Sauerstoffspannung um 15 Prozent erhöhte. Die Effekte hielten über wenigstens 30 Minuten bei den Versuchstieren an, ein Hinweis darauf, dass gerade in der orthopädischen Medizin ein positiver Langzeiteffekt durch die tägliche Nutzung der SBFT - solare Biofrequenztheraie zu erwarten ist.

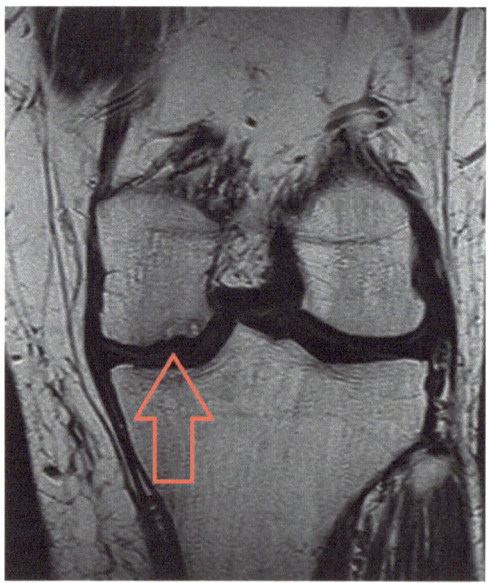

Abb. 7a:
Spontan entstandene Arthrose des Kniegelenkes. Wellenförmige Veränderung des Knorpelüberzuges an der Innenseite des Kniegelenkes eines 59-jährigen Mannes markiert durch den roten Pfeil. Abb.7 b zeigt eine Vergrösserung der Region.

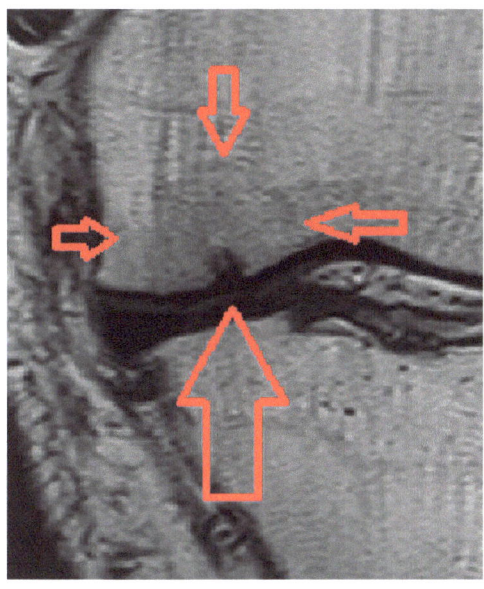

Abb. 7b:
Vergrösserung der Innenseite desselben Kniegelenkes wie in Abb.7a. Man erkennt neben dem Defekt im Knorpel, dass dieser umgeben ist von einer fast kreisrunden Schwellungszone als Ausdruck der knöchernen Durchblutungsstörung.

Im zellularen Modell zeigte sich, dass auch die Regeneration von Neuronen im Sinne eines Parkinson-Modells durch die Strahlung verbessert wird (Quirk et al., 2012). Die schmerzlindernde Wirkung der solaren Biofrequenztherapie erklärt sich mit der Bildung von Stickstoffmonoxid (NO), das als biologischer Botenstoff in der Schmerzentstehung einen wesentlichen Einfluss hat. Damit ist ein Einsatz der solaren Biofrequenztherapie bei bereits im Gang befindlichen schmerzhaften Verschleißerkrankungen unserer Gelenke gerechtfertigt. Neuere Erkenntnisse weisen darauf hin, dass gerade bei chronischen Gelenkerkrankungen die erwähnten Nozisensoren verändert sind. Sie produzieren selber hormonähnliche Stoffe sogenannte Zytokine, die eine Übererregung der Schmerzphasen bewirken (Schaible et al 2014). Vielleicht ist dies ein Grund dafür, dass gerade auch Wirbelsäulenpatienten, mit verbrauchten Zwischenwirbelgelenken, zunächst eine Zunahme ihrer Beschwerden bei Anwendung der SBFT beklagen, dann aber bei wiederholter Stimulation sich eine Normalisierung und ein Rückgang der Schmerzen einstellt.

In einer ganz aktuellen Publikation aus dem Jahr 2015 hat Leung die komplexe Wirkung der solaren Biofrequenz auf zelluläre, molekulare und organische Strukturen bei Versuchstieren nachweisen können. Die komplexe biologische Wirkung der solaren Biofrequenztherapie zeigt sich in dieser zusammenfassenden Übersichtsarbeit. Dabei hat die Entstehung von biologisch aktivem Stickstoffmonoxid unter solaren Biofrequenztherapien eine zelluläre Schlüsselfunktion. Dieser Botenstoff im menschlichen Körper ist beispielsweise für die Erweiterung unserer Herzkranzgefäße im Rahmen von Infarktzuständen wichtig und wird den Betroffenen beim Infarktgeschehen dann akut in größerer Menge zugeführt, um die verkrampften Gefäße zu erweitern. Leung konnte nachweisen, dass durch die solare Bestrahlung die Stickstoffmonoxidsynthese in den menschlichen Zellen signifikant angeregt wird; was den positiven Effekt der solaren Biofrequenz auf unser Gefäßsystem mit erklärt.

Ein Beispiel einer verbesserten knöchernen Heilung unter SBFT - solarer Biofrequenztherapie ist der unten stehende Fall.

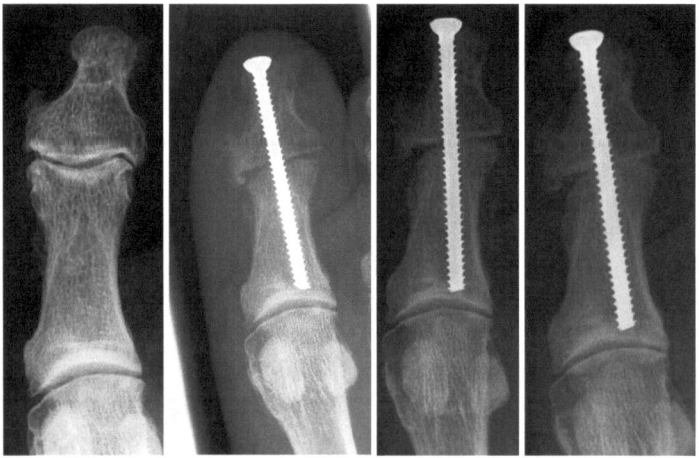

Abb. 8:
Bei einem Patienten mit einem schmerzhaften Verschleiß eines Großzehengelenkes (1. Bild von links) erfolgte die Entfernung des Gelenkes und die Festlegung mit einer Schraube (2. Bild von links). Nach 5 Monaten keine Heilung der Knochenlücke (3. Bild von links). Erst mit Aufnahme der SBFT (20 Mal jeweils 1 Stunde verteilt über 8 Wochen) gelingt es nach 7 Monaten den Knochen erfolgreich zu heilen (4. Bild von links).

Im Weiteren konnte nachgewiesen werden, dass die solare Biofrequenz einen deutlich antioxidativen Effekt hat und hiermit den sogenannten oxidativen Stress freier Radikale, die für unser Altern mitverantwortlich gemacht werden, reduziert. Im Zuge dessen ist damit auch ein positiver Effekt der solaren Biofrequenztherapie auf die Entstehung von Herz-Kreislauferkrankungen und sogar die Entstehung von Krebs abzuleiten. Im Versuchsmodell zeigte sich zudem, dass die solare Biofrequenz die Ausdauer der Muskulatur deutlich verlängerte. Dazu zeigte die Einwirkung des solaren Lichtes, dass es die Botenstoffe der Schmerzübertragung COX 2 und PGE 2 hemmt und damit eben zur Schmerzbehandlung eingesetzt werden kann, insbesondere bei Gelenkentzündungen. So konnte nachgewiesen werden, dass sich künstlich entzündete Gelenke unter der SBFT - solare Biofrequenztherapie schneller erholten. Da sich an radioaktiv geschädigten Zellen deren Erholung unter solarer Biofrequenz zeigte, sehen die Autoren die Methode als sinnvoll an im Zusammenhang mit der Behandlung von Strahlenschäden.

Das heißt, dass die SBFT - solare Biofrequenztherapie eine komplexe Wirkung auf unser Zellsystem hat, ohne dass bislang ein schädlicher Einfluss hat festgestellt werden können. Das Spektrum der Anwendung ist breit und wird die Medizin noch weiter beschäftigen. Bislang finden sich aufgrund der unten zitierten wissenschaftlichen Literatur folgende medizinische Einsatzbereiche für die SBFT - solare Biofrequenztherapie :

1. Gelenkbeschwerden
2. Muskelerkrankungen
3. Durchblutungsstörungen von Knochen und Gefäßen
4. Immunologische Erkrankungen
5. Stoffwechselstörungen

Von diesen Grundindikationen leiten sich weitere Einsatzbereiche der SBFT - solaren Biofrequenztherapie ab, ohne dass hierfür bereits systematische Untersuchungen vorliegen, wenngleich die angegebenen Grundlagen wissenschaftlich auch das Aufzählen allgemein bekannter und infrage kommender Erkrankungen rechtfertigt.

1. Rheumatischer Formenkreis inklusive Fibromyalgie
2. Arthrose aller Lokalisationen inklusive der Wirbelsäule
3. Arterielle Verschlusskrankheit
4. Autoimmune Prozesse z.b. Multiple Sklerose
5. Infektanfälligkeit
6. Polyneuropathien bei z.b. Diabetes
7. Wundheilungsstörungen
8. Kopfschmerzen und Schmerzsyndrome
9. Befindlichkeitsstörungen
10. Depressionen

An Hausschweinen konnten Wendt und Strauch im Jahr 2014 zeigen, dass die SBFT - solare Biofrequenz wirksam ist. Sie beobachteten beim Hausschwein eine signifikant beschleunigte Wundheilung, die sie auf die Verbesserung der Blutzirkulation, den damit höheren Sauerstoffpartialdruck in der Wunde und auch auf eine Vermehrung der Immunzellen im strömenden Blut zurückführten.

Ein sinnvoller Nebeneffekt der Anwendung der SBFT - solaren Biofrequenztherapie, wenn sie durch die normale Matratze eines Bettes erfolgt, ist neben einem wärmenden Effekt die Austrocknung des Matratzenmaterials, so dass es zu einem Absterben von Milben und Pilzen innerhalb weniger Tage kommt.

Technisch wird die solare Biofrequenz am besten durch eine Mineralschicht erzeugt, die elektrisch angeregt die solare Biofrequenz abstrahlt und zwar vorzugsweise nur in eine Richtung also auf den Anwender bzw. Patienten. Damit geht fast keine Energie in den Raum, zum Beispiel unter das Bett, verloren sondern die solare Strahlung wird durch Verwendung einer Isolationsschicht auf den Anwender bzw. den Patienten zu fast 100 Prozent zugeleitet. Dabei sind für die SBFT- solare Biofrequenztherapie keine wesentlichen Kontraindikationen bislang bekannt geworden. Auch einliegende Herzschrittmacher und andere elektronische Implantate wie Insulinpumpen und Schmerzpumpen, künstliche Prothesen und Metallimplantate sprechen nicht gegen die Anwendung der SBFT - solare Biofrequenztherapie. Dies, obwohl zumindest in der Quantenphysik des Lichtes eine Verbindung besteht zwischen dem Licht als elektromagnetischer Strahlung und dem Magnetismus. Dabei ist ja aber nur ein Teil des Lichtes für uns sichtbar.

Die wirksame Wellenlänge der SBFT - solare Biofrequenztherapie sollte bei 3,5 µm bis 18 µm liegen (entsprechend 3500 bis 18000 nm).

Wärmeempfindliche Menschen und Tiere sollten stufenweise, bei gutem thermischen Ausgleich im Anwendungsraum, an die Nutzung gewöhnt werden.

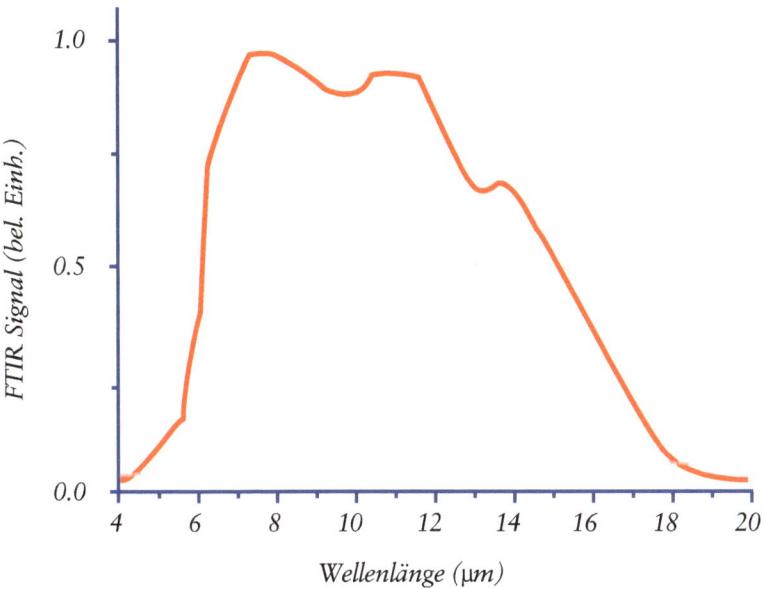

Abb. 9:
Typisches Spektrum der Lichtwellenlängen einer SBFT-Einheit unter Verwendung eines Fourier-Transform-Infrarotspektrometers (FTIR). Sie ist damit nur ein Teil des eigentlichen Lichtspektrums der Sonne.

Sie wird erreicht durch eine entsprechende Dotierung des Strahlers mit spezifischen Mineralien. Eine Hauptanwendung ist die Verarbeitung des SBFT-Emitters in Liegematten; aber auch kleinflächige Geräte zum gezielten Einsatz über Gelenken und bestimmten Körperregionen sind denkbar.

Wirkungsweise der SBFT solaren Biofrequenztherapie

Oberhaut	Hornschicht Keimschicht	0,03 - 2 mm
Lederhaut	Bindegewebe	0,5 - 3,5 mm
Unterhaut	Fettgewebe	> 30 mm

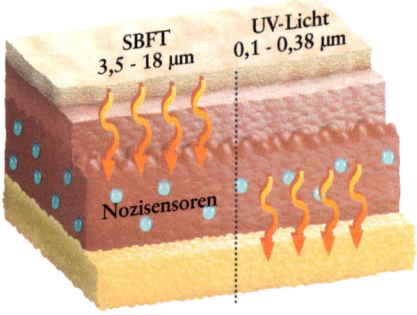

Abb. 10:
Bietet die SBFT-Quelle die richtigen Frequenzen
so dringen die elektromagnetischen Wellen nur in
die oberste Hautschicht ein und erreichen nur knapp die Region der Nozisensoren,
die das Gehirn - von uns unbemerkt - zu mehr Durchblutung der Region stimulieren.

Bei der praktischen Anwendung der SBFT hat sich gezeigt, dass nur dann, wenn ein Körper auf dem Emitter liegt, sich Wärme unter ihm entwickelt bzw. vom Organismus selbst abgegeben wird. Unmittelbar daneben bleibt die Fläche des Emitters selbst kühl. Wollen Sie die Wirkung testen und messen, legen Sie ein dickeres Kissen auf den Emitter und darunter ein Stück handelsüblicher Aluminiumfolie und messen Sie direkt den Temperaturverlauf.

SBFT - Geräteauswahl

Die Hauptkriterien für ein optimales Gerät für die SBFT - solare Biofrequenztherapie sind Folgende:

1. *Abdeckung des gesamten Spektrums der SBFT vorzugsweise mit einer Wellenlänge von 3,5 µm bis 18 µm*
2. *Frei einstellbare SBFT-Intensität*
3. *Integrierte Temperaturanzeige*
4. *Verarbeitung des Emitters mit geringstmöglicher Bauhöhe vorzugs-weise als CCC (Carbon Coated Cotton)*
5. *Unidirektionale Abstrahlung der solaren Biofrequenz (also nur auf den Anwender)*
6. *Optimierte Energieeffizienz*
7. *Große Haltbarkeit und technische Zuverlässigkeit*

Grundsätzlich sollten leistungsfähige SBFT-Emitter - in Form einer Matte - in der Lage sein, eine 40 cm dicke Matratze zu durchstrahlen. SBFT - Gerätehersteller sollten eine ärztliche Rücksprachemöglichkeit bei Anwenderfragen bereithalten.

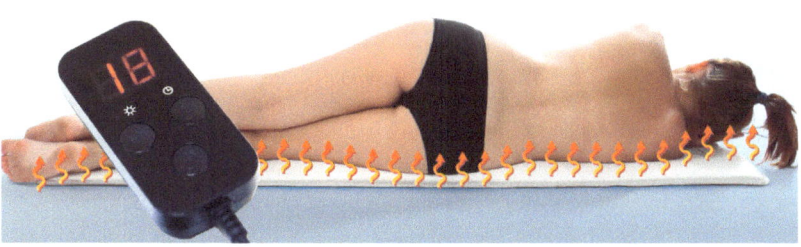

Abb. 11:
Ganzkörperanwendung der SBFT - solare Biofrequenztherapie mit einem separaten Emitter (hier rot dargestellt). Auch die Tageskleidung kann anbehalten werden. Einschränkungen von Seiten implantierter Fremdkörper wie z.B. künstlicher Gelenke und Herzschrittmacher o.ä. bestehen nicht. Auch das Tragen einer Lichtschutzbrille ist nicht erforderlich. Die Wärmeabgabe kann ebenso wie die Intensität der SBFT stufenlos reguliert werden.

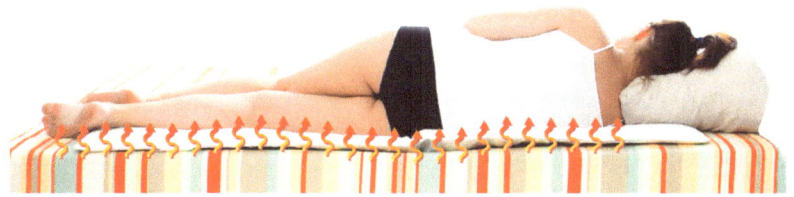

Abb. 12:
Ganzkörperanwendung der SBFT - solare Biofrequenztherapie mit einem Emitter, der die eigentliche Schlafmatratze durchstrahlt. Eine zeitliche Einschränkung der SBFT-Anwendung ist aufgrund ihrer Verträglichkeit nicht vorzugeben; sie kann die ganze Nacht über erfolgen. Einzelanwendungen sollten zwischen 30 und 60 Minuten am Tag erfolgen. Die Einstellung des Gerätes sollte bedienerfreundlich sein. Über eine Schaltung kann die Intensität in mindestens vier Stufen dazu die Einwirkzeit und die Temperatur angepasst werden.

SBFT - Geräteauswahl

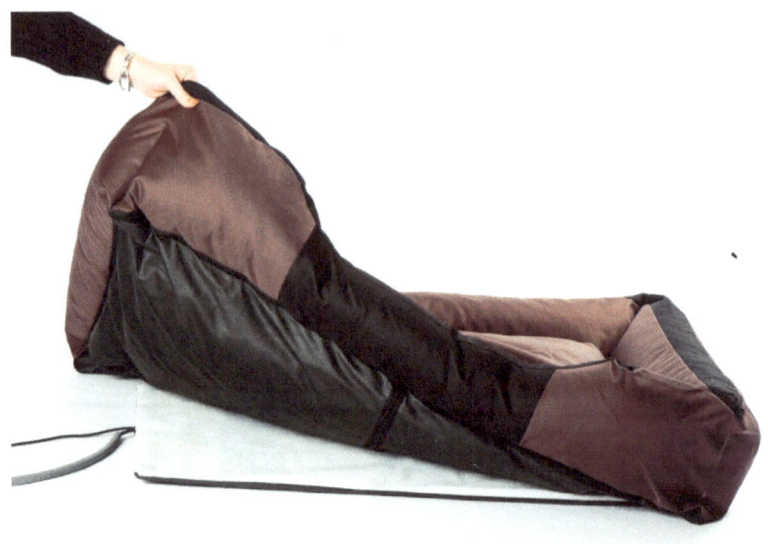

Abb. 13:
Ein typischer SBFT-Emitter zur Anwendung in oder auch unter einer für die SBFT geeigneten Hundematte. Hier ausgerüstet mit einem Bissschutz für das Stromkabel. Das Steuerelement mit Kabel wird in der Hundematte verborgen.

Alternativ können auch Lampensysteme zum Einsatz kommen, die einen entsprechenden speziellen Quarzstab für die SBFT enthalten und deren Strahlungsleistung durch den Abstand zwischen dem Nutzer und der Lichtquelle bestimmt wird. Diese Systeme sind eher für bestimmte Körperregionen weniger für eine Ganzkörperbestrahlung bei der SBFT - solare Biofrequenztherapie gedacht.

Aufgrund der bereits zahlreichen durchgeführten Anwendungen der SBFT - solare Biofrequenztherapie ergeben sich weitere Anwendungsbereiche, die bislang als empirische Forschungsergebnisse zu verstehen sind:

1. Verjüngung des Hautgewebes bei Faltenbildung und sogenannter Cellulitis
2. Intensivierter Wuchs des Haupthaares
3. Intensivierung des Stoffwechsels mit zusätzlichem Kalorienverbrauch

In der Summe ist die SBFT - solare Biofrequenztherapie ein Verfahren der adjuvanten also komplementären Medizin mit einem breiten Anwendungsbereich durch Fachleute aber auch Laien. Dabei ist nicht jedes x-beliebige Gerät z.b. Infrarotgerät in der Lage, die experimentell wie klinisch festzustellenden Effekte zu erzielen, sodass diesbezüglich beim Erwerb entsprechende Kenntnisse (s.o) erforderlich sind. Die individuelle Langzeitanwendung der SBFT dürfte die stabilsten Ergebnisse erwarten lassen. Da die Methode im Tierversuch seine Wirkung belegt hat, wird sie zur Anwendung bei Haus- und Nutztieren ebenso empfohlen. Gerade bei unseren Hunden werden entsprechende Effekte erwartet, da diese rasseabhängig ebenfalls Störungen des Bewegungsapparates entwickeln, reine Wärmeanwendung nicht mehr genügt und mit zunehmendem Alter des oftmals sehr geliebten Haustieres die Folgen langfristiger Schmerzmittelgabe vermieden werden sollen.

Literatur zum Thema SBFT

1. K.A. Olive et al. (Particle Data Group), Chin. Phys. C, 38, 090001 (2011).

2. Chen, C.W., Tai, C.J, Choy, C.S., Hsu, C.Y., Lin, S.L., Chan, w.P., Chiang, H.S., Chen, C.S. and Leung, T.K.
Wave-induced flow in meridans demonstrated using photoluminescent bioceramic material on acupunture points.
Evid. Based Complement. Alternat. Med. 2013: 739293, 2013.

3. Ke, Y.M., Ou, M.C., Ho, C.K. Lin, H.Y. and Chang, W.A.
Effects of somatothermal far-infrared ray on primary dysmenorrhea: a pilot study.
Evid. Based Complement. Alternat. Med. 2012: 240314, 2012.

4. Lai, C.H., Leung. T.K., Peng, C.W., Chang, K.H., Lai, M.J., Lai, W.F. and Chen, S.C.
Effects of Far-infrared irradiation on myofascial neck pain: a randomized, double-blind, placebo-controlled pilot study.
J. Altern. Complement. Med. 20: 123-129, 2014

Literatur

5. Leung, T.K. Chan, C.F., Lai, P.S., Yang, C.H., Hsu, C. Y. and Lin, Y.S.
Inhibitory effects of far infrared irradiation generated by ceramic material on murine melanoma cell growth.
Int. J. Photoenergy 2012: 1-8, 2012.

6. Leung, T.K., Chen, C.H., Lee, C.M., Chen, C.C., Yang, J-C., Chen, K.C. and Chao, J.S.
Bone and joint protection ability of ceramic material with biological effects.
Chinese J. Physiol. 55: 47-54, 2012.

7. Leung, T.K., Chen, C.H., Tsai, S.Y., Hsiao, G. and Lee, C.M.
Effects of far infrared rays irradiated from ceramic material (Bioceramic) on psychological stress-conditioned elevated heart rate, blood pressure, and oxidative stress-supressed cardiac contractility.
Chinese J. Physiol. 55: 323-330, 2012.

8. Leung, T.K., Huang, Chen, Y.C. and Lee, C.M.
Physical chemical platform for room temperature, far-infrared ray emitting ceramic materials (cFIR).
J. Chin. Chem. Soc. 58: 653-658, 2011

9. Leung, T.K., Kuo, C.H., Lee, C.M., Kan, N.W. and Hou, C.W.
Physiological effects of Bioceramic material on human, assessment by `Harvard step´, ´resting metabolic rate´ (RMR) and ´treadmill running` tests.
Chinese J. Physiol. 53: 334-340, 2013

10. Leung, T.K., Lee, C.M., Lin, M.Y., Ho, Y.S., Wu, C.H. and Lin, Y.S.
Far infrared ray irradiation induces intracellular generation of nitric oxide in breast cancer cells.
J. Med. Biol. Eng. 29: 15, 2009.

11. Leung, T.K., Lee, C.M., Tsai, S.Y., Chen, Y.C. and Chao, J.S.
A pilot study of ceramic powder far infrared ray irradiation (cFIR) on physiology: observations of cell cultures and amphibian skeletal muscle.
Chinese J. Physiol. 54: 247-254, 2011.

12. Leung, T.K., Lee, C.M., Wu, C.H., Chiou, J.F., Huang, P.J., Shen, L.K., Hung, C.S., Ho, Y.S., Wang, H.J., Kung, C.H., Lin, Y.H. and Yeh, H.M.
Protective effect of non-ionizing radiation from far infrared ray emitting ceramic material (cFIR) against oxidative stress on human breast epithelial cells (MCF-10A).

13. Leung, T.K., Lin, J.M., Chien, H.S., and Day, T.C.
Biological effects of melt spinning fabrics composed of 1% bioceramic material.
Text. Res. J. 82: 1121-1130, 2012.

14. Leung, T.K., Lin, S.L., Yang, T.S., Yang, J.C. and Lin, Y.S.
The influence of ceramic far-infrared rax (cFIR) irradiation on water hydrogen bonding and its related chemo-physical properties.
Hydrol. Current Res. 5: 3, 2014.

15. Leung, T.K., Y.S., Chen, Y.C., Shang, H.F., Lee, Y.H., Su, C.H. and Liao, H.C.
Immunomodulatory effects of infrared ray irradiation via increasing calmodulin and nitric oxide production in RAW 264.7 macrophages.
Biomed. Eng. Appl. Basis Commun. 21: 317-323, 2009.

16. Leung, T.K., Lin, Y.S., Lee, C.M., Chen, Y.C., Shang, H.F., Hsiao, H.Y., Chang, H.T. and Chao, J.S.
Direct and indirect effects of ceramic far infrared radiation on the hydrogen peroxide-scavenging capacity and on murine macrophages under oxidative stress.
J. Med. Biol. Eng. 31: 345-351, 2011.

17. Leung, T.K., Liu, Y.C., Chen, C.H., Fang, H.N., Chen, K.C. and Lee, C.M.
In vitro cell study of possible anit-inflammatory and pain relief mechanism of far-infrared ray emitting ceramic material.
J. Med. Biol. Eng. 33: 179-184, 2013.

18. Leung, T.K., Shang, H.F., Chen, D.C., Chen, J.Y., Chang, T.M., Hsiao, S.Y., Ho, C.K. and Lin, Y.S.
Effects of far infrared rays on hydrogen peroxide-scavenging capacity.
Biomed. Eng. Appl. Basis Commun. 23:99-105,2011

19. Leung, T.K., Yang, J.C. and Lin, Y.S.
The physical, chemical and biological effects by room temperature ceramic far-infrared rayemitting material irradiated water: a pilot study.
J. Chinese Chem. Soc. 59: 589-597, 2012

Literatur

20. Liau, B.Y., Leung, T.K., Ou, M.C., Ho, C.K., Yang, A. and Lin, Y.S.
Inhibitory effects of far-infrared ray emiting belt on primary dysmenorrheal.
Int. J. Photoernergy 2012: 1-6, 2012.

21. Lin, S.L., Chan, W.P., Choy, C.S. and Leung, T.K.
Enhancement of transdermal delivery of indomethacin and tamoxifen by far-infrared ray-emitting ceramic material (Bioceramic): a pilot study.
Transl. Med. 3: 1,2013.

22. Lin, S.L., Chan, W.P., Choy, C.S. and Leung, T.K.
Translating laboratory research of Bioceramic material, application on computer mouse and bracelet, to ameliorate computer work-related musculpskeltal disorders.
Transl. Med. 4: 122, 2013.

23. Lin, S.L., Choy, C.S., Chan, W.P. and Leung, T.K.
Photoluminescence of Bioceramic materials (PLB) as s complementary and alternative therapy for diabetes.
Diabetes Metab. 4: 10, 2013.

24. Lin, Y.S., Lin, M.Y., Leung, T.K., Liao, C.H., Huang, T.T., Huang, H.S. and Pan, H.C.
Properties and biological effects of high performance ceramic powder emitting far-infrared irradiation.
Instrum. Today 6: 60-66, 2007.

25. Vatensever, F. and Hamblin, M.R.
Far infrared radiation (FIR): its biological effects and medical applications.
Photonics Lasers Med. 4: 225-266, 2012.

26. Stelian, J., Gil, I., Habot, B., Rosenthal, M., Abramovici, I., Kutok, N. and Khahil, A. Improvement of Pain and Disability in Elderly Patients with Degenerative Osteoarthritis of the Knee Treated with Narrow-Band Light Therapy.
Journal of the American Geriatrics Society(1992), 40: 23-26

27. Inoué S, Kabaya M.
Biological activities caused by far-infrared radiation.
Int J Biometeorol. 1989 Oct;33(3):145-50.

28. Kobu Y
Effects of infrared radiation on intraosseous blood flow and oxygen tension in the rat tibia.
Kobe J Med Sci. 1999 Feb;45(1):27-39.

29. Quirk BJ, Desmet KD, Henry M, Buchmann E, Wong-Riley M, Eells JT, Whelan HT.
Therapeutic effect of near infrared (NIR) light on Parkinson's disease models.
Front Biosci (Elite Ed). 2012 Jan 1;4:818-23.

30. Leung TK
In Vitro and In Vivo Studies of the Biological Effects of Bioceramic (a Material of Emitting High Performance Far-Infrared Ray) Irradiation.
Chin J Physiol. 2015 Jun 30;58(3). pii: CJP.2015.BAD294.

31. Wendt, M., Strauch, L.:
Investigations on infrared heating plates for suckling pigs in comparison to conventional warm water heating plates.
In: European College of Porcine Health Management
(Hrsg.): 6th European Symposium of Porcine Health Management, Sorrento, Italien 2014 (7.5.-9.5.2014), Proc., S. 200

32. S.K.Srivastava,Yashodhara Verma,Avinash Varma
Theory of Bio-Radiation: Lifton
International Journal of Scientific & Engineering Research,
Volume 5, Issue 2, February-2014

33. *Clinical Effects of Far-infrared Therapy in patients with Allergic Rhinitis.*Conf Proc IEEE EngMed Biol Soc. 2007;2007:1479-82.
PMID: 18002246 [PubMed - indexed for MEDLINE

34. *The Effects Inhibiting the Proliferation of Cancer Cells by Far-infrared Radiation (FIR) are controlled by the basal expression level of heat shock protein (HSP) 70A.*
Med Oncol. 2008;25(2):229-37. Epub 2007 Oct 30.
PMID: 17968683

Literatur

35. Lin CC, Chang CF, Lai MY, Chen TW, Lee PC, Yang WC.
Far-infrared therapy: A Novel Treatment to Improve Access Blood Flow and Unassisted Patency of Arteriovenous Fistula in Hemodialysis patients.
J Am Soc Nephrol. 2007 Mar;18(3):985-92. Epub 2007 Jan 31.
PMID: 17267744

36. Far-infrared irradiation can improve blood flow and patency of arteriovenous fistulas in hemodialysis patients.
Nat Clin Pract Nephrol, 2007 Aug;3(8):422-3. Epub 2007 Jun 19.
PMID: 17579597

37. Yu SY, Chiu JH, Yang SD, Hsu YC, Lui WY, Wu CW
Biological Effect of Far-infrared Therapy on Increasing Skin Microcirculation in Rats.
Photodermatol Photoimmunol Photomed. 2006 Apr;22(2):78-86.
PMID:16606412

38. Toyokawa H, Matsui Y, Uhara J, Tsuchiya H, Teshima S, Nakanishi H, Kwon AH, Azuma Y, Nagaoka T, Ogawa T, Kamiyama Y.
Promotive Effects of Far-Infrared ray on Full-thickness Skin Wound Healing in Rats.
Exp Biol Med (Maywood). 2003 Jun;228(6):724-9.
PMID:12773705

39. Nagasawa H, Udagawa Y, Kiyokawa S.
Evidence that irradiation of far-infrared rays inhibits mammary tumour growth in SHN mice.
Anticancer Res. 1999 May-Jun;19(3A):1797-800
PMID: 10470118

40. Zawieja DC. Contractile physiology of lymphatics.
Lymphat Res Biol. 2009;7(2):87-96. doi: 10.1089/lrb.2009.0007.

41. Schaible HG.
Nociceptive neurons detect cytokine in arthritis.
Arthritis Res Ther 2014;16:470

www.ingramcontent.com/pod-product-compliance
Lightning Source LLC
Chambersburg PA
CBHW041114180526
45172CB00001B/249